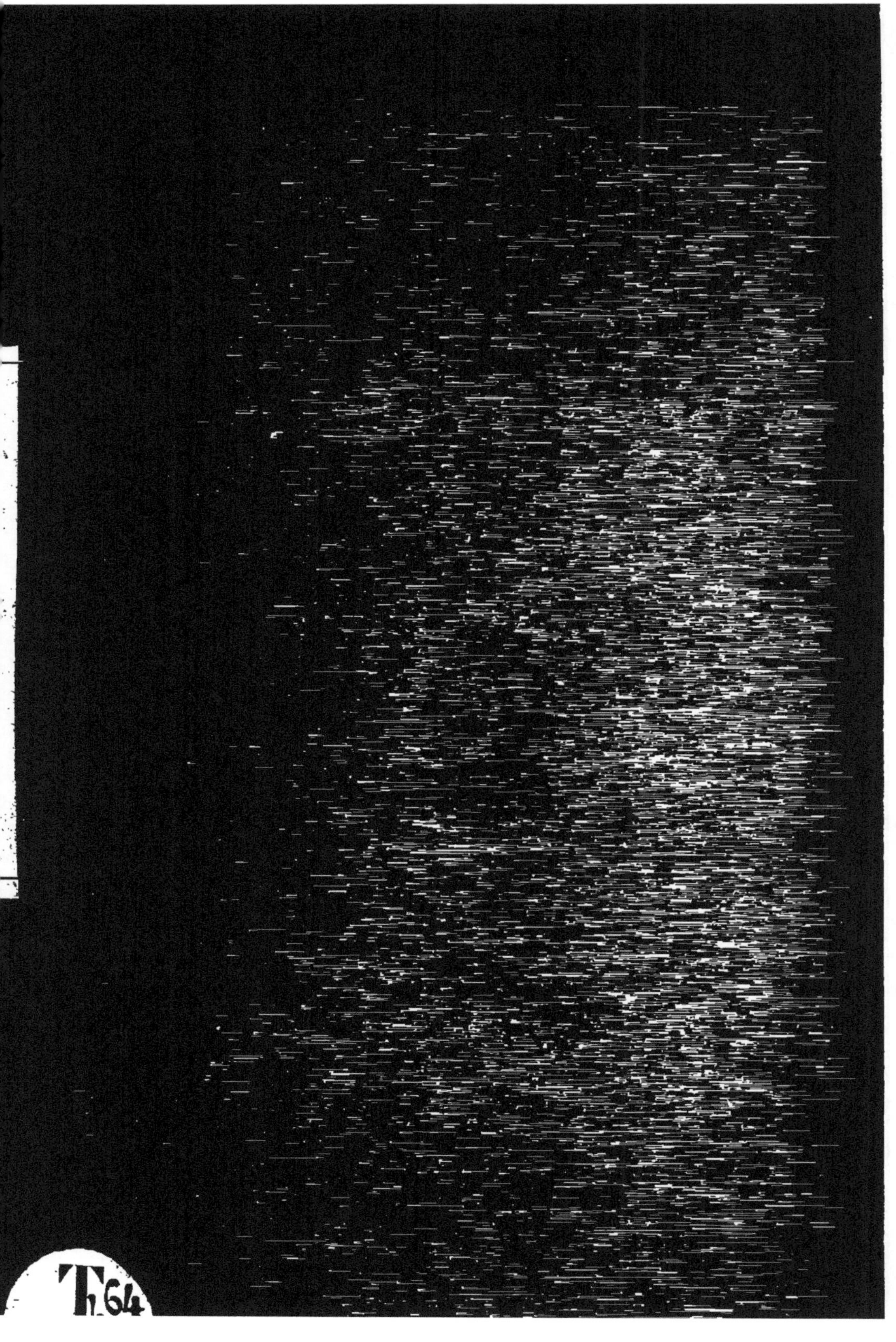

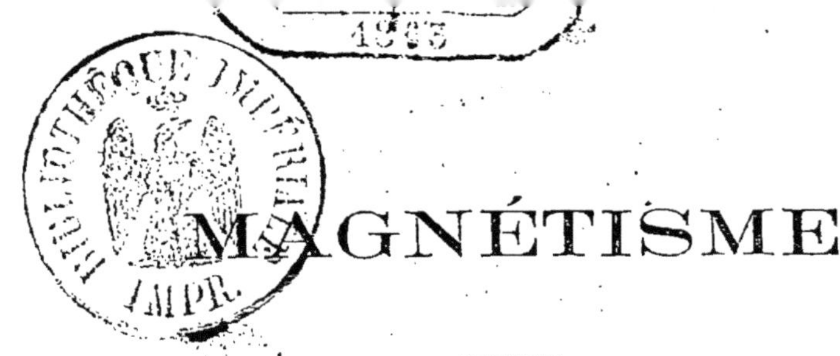

MAGNÉTISME

NDIQUER LES MEILLEURS MOYENS D'AFFERMIR LE MAGNÉTISME DANS LA VOIE SCIENTIFIQUE (1)

Par le docteur F. ROUX (de Cette).

> Tentamus que viam et velorum pandimus alas.
> VIRGILE.

I. — DE LA MÉTHODE A SUIVRE.

Et d'abord, quelle est ici la voie scientifique?

Dans la recherche de la vérité, les moyens d'investigation varient selon la nature des objets auxquels ils s'appliquent. Autre est la méthode des sciences métaphysiques, autre est celle des sciences naturelles. Les premières posent des axiomes dont elles déduisent les conséquences; les secondes constatent des phénomènes dont elles induisent les causes. Pour instrument spécial, les unes ont la logique ; les autres ont l'observation.

De même qu'il serait déplacé de chercher, à l'aide des moyens matériels, la solution des problèmes mathématiques, il est absurde de vouloir décider *à priori* par la raison pure les questions qui exigent l'application des sens.

Conséquemment pour le magnétisme, la route appro-

(1) Mémoire n° 6 couronné au concours du Jury magnétique, 1863 (médaille d'argent) (extrait du journal *l'Union magnétique*).

priée, la voie scientifique, est tracée par la méthode expérimentale.

II. — DE L'OBSERVATION.

Il faut examiner de près la nature, avec soin, avec persévérance.

En parlant du spectacle des crises magnétiques, le célèbre Bailly disait :

« Quand on ne l'a point vu, on ne peut s'en faire une idée. »

Donc, pour les étudier et les apprécier, il importe de les prendre pour ainsi dire sur le fait.

Il ne s'agit pas de se demander si elles peuvent être, il s'agit de regarder si elles sont. Au lieu de procéder de la possibilité à l'acte, *ab posse ad actum*, il faut aller de l'acte à la possibilité ; *ab actu ad posse*.

On doit considérer chaque phénomène sous toutes les faces, avec tous les détails, dans toutes les conditions. L'observation doit être exacte, scrupuleuse, complète.

Qu'on ne se borne pas à écouter la nature, qu'on l'interroge !

Qu'on recherche, amène, rassemble les circonstances les plus favorables à l'accomplissement des faits !

Après avoir vu ce qu'elles produisent, qu'on isole ensuite les unes des autres ces conditions, pour en éprouver tour à tour l'efficacité.

Il ne suffit pas d'enregistrer le fait brut, c'est-à-dire le résultat sommaire de l'observation ou de l'expérience ; il faut reproduire le fait en quelque sorte vivant, avec tous ses traits, toutes ses nuances, dans un récit fidèle, comme dans une photographie ou dans un miroir.

Reflets de la nature, les sensations sont toujours vraies ; si les idées qu'elles servent à former dans l'esprit sont quelquefois fausses, à lui seul en est la faute.

C'est aux sens à se mettre en exercice ; c'est à l'esprit à se tenir dans la réserve.

III. — DU TÉMOIGNAGE.

Quand on n'a pas l'avantage d'observer et d'expérimenter soi-même, on doit consulter les observations et les expériences d'autrui.

Souvent même c'est le préliminaire de toute inspection directe.

En effet, pour se mettre en état d'expérimenter convenablement une doctrine nouvelle, il faut d'abord en faire une étude approfondie. Mais pour entreprendre cette étude, il faut apprécier l'importance de cette doctrine. Or, souvent on ne peut l'apprécier qu'après l'avoir éprouvée. On tourne ainsi dans un cercle vicieux, surtout s'il s'agit d'une doctrine repoussée par la prévention : pour prendre la peine de l'expérimenter, il faut en faire cas; et pour en faire cas, il faut l'avoir expérimentée.

Donc le seul moyen d'aller en avant, c'est de tenir compte du témoignage. Devant la justice, le témoignage dispose de la fortune, de la vie, de l'honneur des citoyens. Devant la science, pourquoi ne suffirait-il pas, sinon pour baser un jugement, du moins pour motiver un examen?

Ce n'est pas tout, lors même qu'on a vu, il est bon de s'enquérir de ce qu'ont vu les autres.

Réduit à ses acquisitions personnelles, chacun serait bien pauvre; il faut mutuellement s'enrichir par l'échange des témoignages.

Bien ridicule serait l'égoïsme intellectuel de quiconque ne voudrait croire qu'à ses propres impressions.

Il ne suffit pas de dire en parlant d'un fait : je le croirai quand je le verrai.

Il faut ajouter : ou quand il me sera certifié par des témoins dignes de foi.

En dehors des vérités métaphysiques, le témoignage est le fondement de la science, le lien de la société, le pivot de la vie. Sans cette garantie nous péririons. Aussi est-ce une honte, quelquefois un crime de porter un faux témoignage, et une grande insulte de dire à quelqu'un : vous en avez menti!

Pour juger de la véracité des témoins, il faut considérer leurs antécédents, leur position, leur moralité.

Une fois sûr de leur sincérité, on n'a plus qu'à examiner si, conformément à la règle ci-dessus prescrite, leurs narrations sont complètes et détaillées.

Devant les tribunaux, les témoins ne décident pas si l'accusé est innocent ou coupable; ils se bornent à raconter ses faits et gestes. Ils n'opinent pas, ils déposent.

Qu'il en soit ici de même.

Si les dépositions sont vagues, la science comme la justice doit en tenir peu compte.

Sont-elles précises? les conclusions comme les arrêts les prennent pour base.

Est-il prouvé que les narrateurs ont altéré les faits? ces faux témoins sont punis par la justice et flétris par la science.

IV. — DE L'INDUCTION.

Lorsque l'observation ou le témoignage nous ont fourni des faits bien circonstanciés, il ne reste qu'à les soumettre à l'action de la logique.

On ne doit s'élever à des conclusions générales qu'après avoir analysé, comparé, combiné un assez grand nombre de faits.

Sans vouloir pénétrer dans l'essence des phénomènes, on doit se borner à établir les rapports qui les lient et les lois qui les régissent.

Allant du connu à l'inconnu, des effets visibles à l'impulsion latente, il faut obtenir une équation exacte entre le réel saisissable et le réel purement intelligible.

Au lieu de plier les faits aux doctrines, il faut ajuster les théories aux faits.

Les expressions *forces*, *principes*, *agents*, *causes expé-*

rimentales, ne sont que des formules abstraites, destinées à fixer l'ensemble et les rapports des phénomènes.

A des faits extraordinaires, inouïs, qu'on ne peut rapporter à aucune des causes connues, il faut assigner un principe nouveau.

De même qu'une seule et même cause peut amener des résultats divers, un seul et même effet peut dépendre de causes fort différentes.

C'est un point essentiel à noter.

Ainsi, de ce que les effets appelés magnétiques dépendent quelquefois de l'imagination du sujet, s'ensuit-il qu'on ne puisse les attribuer à une force spéciale appartenant au magnétisseur?

Non, certes!

De ce qu'on a purgé un malade avec des pilules de mie de pain en frappant son imagination par l'annonce d'un remède actif, faut-il conclure que les pilules d'Anderson n'ont pas de vertu purgative?

De ce qu'on a provoqué des symptômes d'intoxication en faisant croire à un individu qu'il a mangé des champignons vénéneux, faut-il conclure que ces champignons n'empoisonnent pas?

De ce qu'on a vu surgir des symptômes d'hydrophobie chez des gens qui s'imaginent avoir été mordus par un chien enragé, faut-il conclure que la rage n'est pas contagieuse?

On raconte l'expérience suivante pratiquée sur un condamné à mort. On lui banda les yeux, on lui piqua les bras avec le bec d'une plume, on fit couler lentement une fontaine en faisant croire à ce malheureux que son sang s'échappait par les prétendues ouvertures faites à ses veines. Son imagination fut tellement frappée de l'idée qu'il perdait tout son sang, qu'il finit par tomber en défaillance et rendre le dernier soupir. Faut-il en conclure qu'on ne peut pas mourir d'hémorrhagie?

Du moment que, pour un ordre d'effets, il est reconnu qu'une cause n'en exclut pas une autre, il faut éprouver successivement toutes celles qu'on peut soupçonner.

En fait de magnétisme, l'imagination du sujet étant capable d'agir, il faut supprimer l'intervention de cette cause, afin de découvrir s'il n'en existe pas une autre également efficace.

En un mot, il faut magnétiser le sujet sans le prévenir de l'expérience à laquelle on le soumet.

Dès lors, les effets, s'il s'en manifeste, démontreront l'existence d'une force spéciale dont le magnétiseur est doué.

N'oublions pas de noter que les expériences qui échouent ne prouvent rien contre celles qui réussissent. Les faits négatifs ne peuvent détruire les faits positifs.

V. — ANCIENS RAPPORTS ACADÉMIQUES.

Pour avancer d'un pas ferme dans la voie scientifique, il est bon de suivre les traces des corps savants. Et, d'ailleurs, les rapports officiels offrent le cachet d'authenticité qui fait la principale valeur d'un témoignage.

Est-ce à dire que l'intervention des académies soit nécessaire pour constater les vérités expérimentales?

Non, sans doute! Il suffit de la déclaration de témoins possédant les qualités requises. N'est-ce pas ainsi que les archives de la science se sont formées et s'enrichissent tous les jours?

Si pour constater un fait, il fallait la présence d'une commission académique, combien d'observations précieuses, qu'il faut saisir au vol, passeraient comme non avenues?

Qu'on soumette à l'expertise d'une commission une machine nouvelle, à la bonne heure! La machine fonctionnant à volonté, peut attendre le bon plaisir des académiciens; mais il n'en est pas ainsi des phénomènes vitaux, si variables, si fugaces.

D'ailleurs, les sujets des expériences consentent rarement à se donner en spectacle devant des personnages plus ou moins solennels et quelquefois peu sympathiques.

La coopération des académies n'est donc pas toujours possible et n'est nullement nécessaire.

Mais, quand elle a lieu, c'est une bonne fortune dont il faut profiter.

Occupons-nous des premiers rapports sur le magnétisme.

Au nom des commissaires de la Faculté de médecine et de l'Académie des sciences, Bailly, rapporteur, après avoir avoué qu'ils se sont abstenus de fréquenter le traitement public *de peur de gêner les malades distingués qui s'y rendent*, raconte une expérience destinée à mettre en relief le pouvoir de l'imagination.

On fait asseoir devant une porte fermée, une demoiselle attaquée de maux de nerfs, en lui persuadant que M. d'Eslon est de l'autre côté, occupé à la magnétiser. Au bout de trois minutes, elle tombe tout à fait en crise.

Ensuite les commissaires veulent expérimenter si le magnétisme produira des effets indépendamment de l'imagination du sujet.

La même malade étant assise devant une porte fermée, un des commissaires placé derrière cette porte, magnétise cette personne à son insu, sans lui faire éprouver aucun effet. Une demi-heure après, étant entré dans l'appartement où elle se trouve, il la magnétise ostensiblement, et alors elle tombe en crise.

Rien de mieux conçu que ces expériences, conformes au précepte de la méthode expérimentale d'après lequel, diverses causes étant soupçonnées, il faut les éprouver isolément et successivement.

Mais le rapporteur se hâte un peu trop de conclure

que « l'imagination fait tout et que le magnétisme est « nul. »

C'est pécher contre la règle qui prescrit de ne s'élever à des conclusions générales qu'après avoir comparé un assez grand nombre de faits.

Faute d'une condition essentielle dont il sera bientôt question en parlant de Puységur, la tentative pratiquée au travers de la porte, a échoué. Et de cette expérience défectueuse, le rapporteur tire une conclusion forcément erronée.

Une autre commission prise dans le sein de la Société de médecine, présenta aussi un rapport qui n'offre de toute façon qu'un pâle reflet de celui dont je viens de parler et ne mérite aucune analyse particulière.

On sait que l'illustre Jussieu refusa de joindre sa signature à celles de ses collègues et publia un rapport séparé.

Il établit qu'il convient d'abord d'examiner le traitement public où l'on peut multiplier les observations, et de terminer par des expériences isolées.

Il ne manque pas de se mettre en garde contre l'imagination des sujets en agissant sur eux à leur insu.

Au moment où les malades ne peuvent se douter de rien, il leur présente les doigts ou la baguette à quelque distance, derrière le dos, et produit ainsi des effets, qui cessent lorsqu'il suspend cette manœuvre.

Il en tire la conclusion suivante :

« Ces faits, sur lesquels je n'ai aucun doute, suffisent « pour faire admettre l'existence d'un agent qui se porte « de l'homme à son semblable et exerce quelquefois sur « ce dernier une action sensible. »

Si nous comparons entre eux les trois rapports, nous verrons que selon la remarque d'Arago, les collègues de Bailly « se gardèrent bien de parler d'impossibilité. Leur « thèse était plus modeste ; ils se contentèrent de dire

« que rien ne démontrait l'existence d'un semblable « fluide. »

Les deux commissions rejettent, comme non démontrée, l'existence d'un fluide.

Telle est la conséquence logique des faits *négatifs* qu'elles ont observés.

Jussieu admet, comme démontrée, l'existence d'un fluide.

Telle est la conséquence non moins logique des faits *positifs* qu'il a observés.

Or, comme on sait, un seul fait positif, bien constaté, détruit tous les faits négatifs.

VI. — DU POUVOIR DE LA VOLONTÉ.

Peu de temps après la publication des rapports, un des élèves de Mesmer, le marquis de Puységur, observa et rendit publics les phénomènes du somnambulisme jusque là presque inaperçus ou inédits, à tel point qu'il parut en faire la découverte.

En parlant de son premier somnambule, il dit :

« Durant son sommeil magnétique je n'ai pas besoin « de lui parler ; je pense devant lui, et il m'entend, me « répond. »

En pénétrant à fond dans les opérations mentales du magnétiseur, le somnambule est parvenu à découvrir la condition intime, le véritable secret de l'influence exercée.

« Suivant le somnambule, ajoute Puységur, il suffit « d'un regard, d'un geste, d'une volonté. »

La volonté! c'est le grand arcane! c'est l'âme du magnétisme!

Mesmer ne l'ignorait pas ; mais en montrant à son auditoire des procédés purement extérieurs, il avait gardé pour lui le secret du moteur interne qui leur donne la puissance.

Comment ses premiers élèves parvenaient-ils à produire des effets magnétiques sans en connaître la véritable cause? L'explication est facile. Ils ignoraient l'importance de la volonté; mais, à leur insu, la volonté opérait l'œuvre dont ils attribuaient l'accomplissement à des moyens physiques. Ils *pouvaient* parce qu'ils *voulaient*, sans reconnaître que, afin de *pouvoir* il faut *vouloir*.

« Volonté active, croyance ferme, confiance entière! »

Telle est la formule de Puységur. Or, la croyance, la confiance qui naturellement favorisent l'action de la volonté, étaient inspirées aux élèves de Mesmer par la vue des phénomènes obtenus.

Maintenant on s'explique l'échec du commissaire qui essaya de magnétiser une personne à l'insu de celle-ci, au travers d'une porte. Persuadé que l'imagination était la seule cause des phénomènes prétendus magnétiques, il fit des mouvements purement mécaniques sans avoir l'idée et la volonté de produire des effets, ou plutôt avec la pensée contraire. Dès lors, influence nulle et résultat négatif.

Quant à Jussieu, son assiduité au traitement public l'ayant mis à même de voir des cas où les magnétiseurs réussissaient dans les expériences faites à l'insu des sujets, il crut et voulut avoir la même influence. De là, le succès qu'il obtint.

La volonté de l'opérateur, non-seulement engendre les effets, mais encore les dirige et les modifie.

Le somnambulisme étant mis en lumière, les magnétiseurs *voulurent* et parvinrent à le rendre de plus en plus fréquent, tandis que jusque là, dans les salles de traitement, les convulsions avaient dominé.

VII. — EXPÉRIENCES A L'HÔTEL-DIEU; — NOUVEAU RAPPORT ACADÉMIQUE.

Versé dans l'étude de la nature et doué d'un esprit vraiment philosophique, le vénérable Deleuze dirigea mieux encore, dans la voie scientifique, la marche du magnétisme, en corrigeant quelques erreurs de physique échappées à la plume de Puységur, lesquelles, sans porter atteinte à la vérité des faits, pouvaient éveiller des préventions dans l'esprit des savants.

Il modifia quelques procédés et déposa les fruits de sa longue expérience dans des livres qui attirèrent l'attention des médecins.

Bientôt un homme, qui, pendant plus de quarante ans, devait soutenir et développer d'une main infatigable l'œuvre mesmérienne, un puissant opérateur qui s'est appelé lui-même « une machine magnétique bien organisée, » M. le baron Du Potet, pratiqua de nouvelles expériences à l'Hôtel-Dieu de Paris, sous la direction du médecin en chef, le docteur Husson, un des premiers propagateurs de la vaccine en France.

On enferma M. Du Potet dans un cabinet attenant à une salle dans laquelle on fit venir ensuite une jeune malade qu'il avait plusieurs fois magnétisée. Au moment où M. Husson laisse tomber des ciseaux qu'il avait à la main (c'était le signal convenu), M. Du Potet se met à la magnétiser à son insu, et trois minutes après, elle est endormie.

Cette expérience est répétée le lendemain, avec le même succès.

Un autre jour, le docteur Récamier ayant demandé qu'on endormît la malade lorsqu'il lui dira : Digérez-vous la viande? on prend les mêmes dispositions, et caché dans le cabinet, M. Du Potet au signal convenu, la plonge dans le sommeil magnétique. Du même endroit, à un nouveau signal, il la réveille.

Pour faire la contre-épreuve, on place la malade dans le même fauteuil, au même endroit, on procède en tout comme auparavant; seulement, ce jour-là, M. Du Potet n'a pas été introduit dans le cabinet : la malade ne donne aucun indice de sommeil. M. Du Potet arrive, la magnétise et l'endort rapidement.

Enfin le soir, dans la salle où elle est couchée, on e fait placer secrètement derrière les rideaux d'un lit voisin. M. Husson visite une autre malade couchée tout auprès, et, en passant devant la première, remarque qu'elle ne dort pas. M. Du Potet commence à magnétiser : au bout de quelques minutes, elle est endormie.

On a objecté que, dans ce cas-ci, elle a pu concevoir quelques soupçons de l'épreuve à laquelle on la soumettait. En admettant ce doute, malgré les précautions qu'on a prises, restent toujours inattaquables les précédentes expériences donnant à celle-ci une valeur qui lui manquerait peut-être si elle était isolée.

Le retentissement de ces faits décida l'Académie de médecine à examiner le magnétisme.

Après une longue étude, la commission préposée à cette tâche fit un rapport dans lequel on remarque des expériences semblables à celles dont je viens de parler.

Un sujet magnétique était à faire la conversation avec les commissaires dans le cabinet de M. Itard, le docteur Foissac, arrivé ensuite et resté dans l'antichambre, séparé du cabinet par deux portes fermées, se met à magnétiser ce sujet à son insu, et en quelques minutes l'endort.

Cette expérience est répétée dans les mêmes conditions, avec le même succès sur un autre sujet, dans les appartements d'un autre académicien, toujours en présence des commissaires.

Le rapporteur conclut :

« Il nous est démontré que le sommeil a été provoqué « dans des circonstances où les magnétiseurs n'ont pu « voir et ont ignoré les moyens employés pour le dé- « terminer. »

« On peut agir sur le sujet à son insu, à une certaine « distance et au travers de portes fermées. »

VIII. — EXPÉRIENCES A RÉPÉTER.

Les démonstrations expérimentales ne peuvent produire qu'une immense probabilité qui grandit sans cesse par l'accumulation des faits et s'approche de plus en plus de la certitude.

Les expériences de Jussieu, des médecins de l'Hôtel-Dieu, des commissaires de l'Académie de médecine, se prêtent un mutuel appui; si ces dernières ne sont pas plus nombreuses, cela vient, en partie, des entraves apportées par l'administration des hôpitaux à des recherches dont elle méconnaissait toute l'importance.

Il faut donc multiplier ces faits. C'est l'avis de tous les hommes compétents.

M. Petit d'Ormoy en fait la remarque :

« On a négligé la vérification des principes élémentaires, » tels entre autres que « l'action sur des sujets non « prévenus; l'action sans gestes apparents, exercée par « derrière, sur des petits enfants, sur des animaux; la « magnétisation par des substances magnétisées mêlées « avec d'autres. »

M. A.-S. Morin s'exprime de la manière suivante :

« Ayant présidé pendant deux ans les séances de la « Société mesmérienne, j'ai souvent provoqué l'attention « de ses membres sur la nécessité d'élucider cette grave « question : Le magnétisme peut-il agir indépendam- « ment de la volonté du sujet ? »

Si dans un livre plein d'une sage critique et d'une logique sévère, M. Morin se prononce pour la négative, c'est la conséquence nécessaire, mais sans doute provisoire des faits négatifs dont il a été le témoin, lesquels ne portent point atteinte aux faits positifs recueillis par d'autres observateurs.

Après avoir parlé de magnétisations pratiquées à l'insu des sujets, sur des aveugles, sur des personnes endormies, M. le baron Du Potet déclare en toutes lettres « qu'il « attache plus de valeur à ces faits qu'aux phénomènes « du somnambulisme. »

Dans *l'Union magnétique* cette question est à l'ordre du jour.

Les expériences de ce genre sont très-difficiles à conduire avec toutes les précautions convenables. Trop souvent elles échouent devant certains obstacles imprévus; trop souvent encore le succès lui-même laisse des doutes par suite de quelque circonstance suspecte. Il faut beaucoup de temps, de persévérance et d'application pour obtenir des résultats concluants.

C'est à cette tâche que j'ai consacré de longs efforts en saisissant au vol les occasions d'accomplir les expériences dont je vais exposer tous les détails.

IX. — EXPÉRIENCES QUE J'AI PRATIQUÉES A L'INSU DES SUJETS.

Première expérience. — Le sujet est une dame âgée de près de quarante ans, maigre et pâle, rarement indisposée. Je la magnétisai, par pur essai, d'après la méthode ordinaire, et j'obtins le sommeil, sans produire le somnambulisme complet. Ayant appris par une de ses amies qu'elle avait, dans cet état, « l'air d'un cadavre, » cette dame ne voulut jamais consentir de nouveau à se laisser magnétiser.

J'eus souvent occasion de la voir, sans qu'elle manifestât à mon aspect aucune sensation particulière.

Un mois après, un soir qu'elle était occupée avec quelques amies à examiner les feuillets d'un album, me trouvant placé à quelque distance derrière elle, l'idée me vient de la magnétiser à son insu.

Sans en rien témoigner à personne, je tiens ma main appuyée sur le dossier de ma chaise et dirigée vers la dame, avec la volonté d'influencer cette personne comme par le rayonnement d'un fluide émané de mes doigts. Au bout d'une ou deux minutes, elle s'agite, se plaint à ses voisines d'un étrange malaise. Je m'approche et la trouve fort pâle, la figure crispée, balbutiant des mots confus. On commençait à s'effrayer, j'avoue le fait, et ramène le calme au moyen de quelques passes transversales. Elle me fait promettre de ne plus renouveler une expérience qui l'a bouleversée.

Deuxième expérience. — Quelques semaines plus tard, après avoir passé une partie de la soirée dans une réunion où se trouve cette personne qui cause paisiblement, je prends congé et je sors. La salle où l'on fait cercle donne par deux façades sur une terrasse au milieu d'un jardin. Au lieu de suivre l'allée qui conduit à la rue, je fais le tour de la maison et vais me placer en cachette près d'une porte vitrée à laquelle cette dame tourne le dos. On ne peut me distinguer dans l'obscurité qui est profonde, et les lumières du salon me permettent d'y plonger la vue. Je me mets à magnétiser cette dame par la pensée, par le regard, par la direction des mains. Au bout de sept à huit minutes, je retourne à la porte par où j'étais sorti, je rentre dans la salle comme si j'avais oublié quelque chose, et je remarque chez cette personne l'extrême pâleur du visage, l'altération des traits. Tout à coup elle se lève, l'œil hagard, tremblante, égarée, et quitte la salle; on s'étonne, on la suit, on la ramène tout étourdie, et j'obtiens, non sans peine, de la soumettre à quelques passes, qui, peu à peu, la dégagent. Elle me reproche vivement de n'avoir pas tenu ma promesse, et me déclare que si cela m'arrive encore, elle ne mettra plus les pieds dans aucune maison où je pourrais me trouver.

Elle nous dit ensuite, qu'après mon faux départ, me croyant déjà loin, et ne songeant nullement au magnétisme, elle a senti comme une main de plomb s'appesantir sur sa tête, et la somnolence alourdir ses paupières. Ses efforts pour résister à une influence dont elle ne se rendait pas compte l'avaient fatiguée, excédée. J'appris le lendemain qu'elle avait été agitée toute la nuit.

Je renonçai donc à répéter sur elle l'expérience.

Troisième expérience. — Appelé auprès d'une jeune fille du peuple sujette à des attaques d'hystérie, je la trouve assise sur une chaise, causant tranquillement avec deux de ses parentes. Je m'assieds en face d'elle, et, lui prenant le pouls, je m'avise de chercher à influencer cette personne par l'acte intime de ma volonté, à l'aide de ce simple contact. Je me tiens un peu courbé, de telle sorte qu'elle ne voie pas mes yeux; pour que rien ne me presse, j'allègue que son pouls étant très-variable, j'ai besoin de l'examiner assez longtemps, et parais tout absorbé dans cet examen.

Au bout de deux ou trois minutes, sa langue hésite, son œil se trouble, sa paupière se ferme, sa tête s'incline, sa respiration s'accélère : elle est plongée dans un sommeil profond. Sans dire la véritable cause de cet état, je rassure de mon mieux ses parentes stupéfaites. J'interroge la dormeuse qui remue faiblement les lèvres et ne peut répondre. Après avoir longtemps parlé à haute voix, marché dans la chambre, et fait assez de bruit, enfin, sans prévenir personne, sans mot dire, par deux ou trois passes transversales, tout à coup je l'éveille, surprise, ignorant ce qui s'était passé, si ce n'est qu'elle a éprouvé un froid, un engourdissement général, et puis perdu connaissance. — C'est extraordinaire, lui dis-je, comme si c'était un accident dont j'ignore la cause.

Cette jeune fille n'avait jamais entendu parler du magnétisme, et même dans le cas contraire, se serait-elle doutée qu'on pût magnétiser rien qu'en touchant le pouls ?

Quatrième expérience. — Le lendemain je m'assieds encore devant elle, je prends encore le poignet, en apparence pour examiner le pouls, en réalité pour exercer mon pouvoir. Bientôt, même sommeil magnétique. Je fais deux ou trois passes transversales : même réveil subit.

Cette fois on peut soupçonner l'influence de l'imagination, mise en jeu par ce qui s'est passé la veille. Voici une expérience destinée à éclairer ce doute.

Cinquième expérience. — Le jour suivant, je m'assieds dans la même position, je tiens aussi longtemps le pouls, je me comporte, en un mot, de la même manière, mais *intérieurement*, je m'abstiens de magnétiser, je ne *veux* pas agir. Point de sommeil, pas le moindre effet.

Preuve que l'influence de l'imagination n'était pour rien dans le résultat obtenu.

Le rapprochement de ces trois dernières expériences leur donne une immense portée.

Sixième expérience. — Une jeune femme de la campagne, sujette à de violentes attaques d'hystérie qui la reprenaient tous les huit jours, venait, durant sa période de calme, de recevoir un coup à la tête, lorsque j'eus occasion de la voir.

Je la trouve assise sur une chaise et, me plaçant vis-à-vis d'elle, comme dans les expériences qui précèdent, toujours un peu courbé afin qu'elle ne voie pas mes yeux, je prends son poignet en alléguant le même prétexte relativement au pouls, et, au fond, avec la volonté de la magnétiser à son insu. Au bout de deux ou trois minutes : « C'est singulier ! dit-elle, mon mal de tête s'en « va. » Un moment après, son œil devient terne, sa paupière se ferme, elle s'endort. Je lui parle sans obtenir de réponse. Au bout d'un quart d'heure, elle s'éveille spontanément.

Cette femme, comme la jeune fille, n'avait pas la moindre idée du magnétisme.

Septième expérience. — Une semaine plus tard, je fais la même épreuve, absolument dans les mêmes conditions et, dans quelques minutes, j'obtiens, cette fois, le somnambulisme complet.

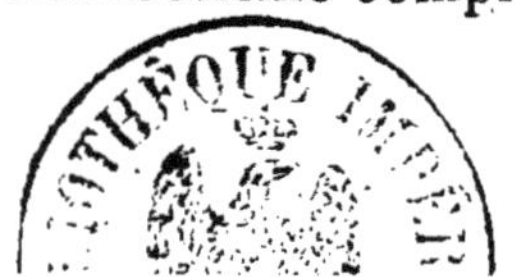

N'habitant pas la localité où se trouve cette femme, je n'eus plus l'occasion de répéter l'expérience.

Il est rare de produire ce qui s'est manifesté chez ces deux derniers sujets, c'est-à-dire d'endormir, en quelques minutes, une personne qu'on magnétise pour la première fois et à son insu. J'ai essayé sur d'autres sans amener le moindre effet. Il est vrai qu'ayant ensuite employé sur elles les procédés ordinaires et visibles, je n'ai pas mieux réussi.

Huitième expérience. — Je voyais souvent une jeune personne que j'avais mise plusieurs fois en somnambulisme, sans observer jamais aucun effet en dehors de nos séances.

Un jour, dans une réunion assez nombreuse, étant assis à quelque pas derrière sa chaise, je m'avise de magnétiser mentalement cette demoiselle sans qu'elle ni personne puisse s'en douter. Au bout d'un moment, elle se retourne vivement toute troublée, et me dit qu'elle a ressenti comme les avant-coureurs du somnambulisme.

Neuvième expérience. — Quelques mois après, me trouvant en voiture le soir, assis vis-à-vis de cette demoiselle accompagnée d'autres personnes, lorsqu'il fit assez sombre pour qu'elle ne pût distinguer mes yeux, j'essaie à son insu de la magnétiser par le regard pendant qu'elle fait la conversation. Bientôt, au milieu d'une phrase, elle hésite, s'arrête : sa voisine, étonnée, l'interpelle, la secoue; dès lors, craignant de lui faire du mal, je suspends mon action. Elle s'éveille péniblement tout étourdie, et fort étonnée d'avoir cédé au sommeil, ce qui ne lui arrive jamais hors de son lit.

Dixième expérience. — Une fois, je me servis d'une sorte de conducteur pour diriger mon influence; mais peut-être le résultat fut-il obtenu par mon action directe, indépendamment de cet intermédiaire. Voici le fait :

Placé sur un balcon avec cette demoiselle et quelques-unes de ses amies qui me séparent d'elle, étant tous à regarder un spectacle qui se passe sous nos pieds, l'idée me vient de la magnétiser à son insu, sans tourner la tête de son côté, par le simple contact de mes mains avec la balustrade de fer sur laquelle cette personne est appuyée. Au bout de quelques minutes, elle rentre brusquement dans le salon et se jette dans un fauteuil, comme sur le point de tomber en défaillance. Je m'approche et la trouve toute changée, se plaignant de vertiges et d'engourdissement. Je la dégage au moyen de quelques passes. Elle m'enjoint de ne plus y revenir.

Si, dans ces divers cas, les effets produits ne vont pas toujours jusqu'au sommeil, c'est, d'une part, que la distance affaiblit l'action magnétique, et, de l'autre, que le sujet résiste avec effort à une influence dont il ne connaît pas la cause.

Je bornerai là l'exposé de mes expériences pratiquées à l'insu des sujets, en passant sous silence quelques autres tentatives du même genre que j'ai faites, soit directement, soit par l'intermédiaire d'objets magnétisés, tentatives dont le succès n'a pour garant que la parole des sujets et de leur entourage, sans que j'aie pu personnellement le constater.

X. — IL Y A DISETTE DE PAREILS FAITS. POURQUOI.

De telles expériences étant l'unique moyen d'écarter l'influence de l'imagination, d'où vient qu'elles sont si rares dans les archives de la science ?

Cela tient à plusieurs causes.

1° La plupart des magnétiseurs, persuadés qu'ils possèdent une force indépendante de l'imagination des sujets, négligent de s'en assurer par des expériences décisives.

2° Quelques-uns s'en occupent, mais leurs récits incomplets, bornés à la mention succincte du résultat obtenu, sans description détaillée de la marche suivie, font peu d'impression et passent comme non avenus.

3° Si les sujets qu'on veut éprouver n'ont pas une prédisposition marquée, une grande susceptibilité magnétique, les expériences faites de loin à leur insu, ne produisent aucun effet, ce qui décourage et détourne d'essayer sur d'autres personnes.

4° Les sujets et les personnes qui les entourent peuvent oublier ou négliger de vous dire les effets qu'ils ont ressentis ou manifestés; et si vous les interrogez, vous risquez de leur donner l'éveil et d'obtenir des réponses dictées par la complaisance, la légèreté, quelquefois même par le mensonge.

5° Si les sujets sont très-sensibles, ces expériences les agacent, les fatiguent, les bouleversent et donnent lieu à des plaintes fondées qui vous forcent à ne plus revenir à la charge.

6° Si on n'est pas placé de manière à voir et surveiller les sujets qu'on veut influencer, le sommeil ou autres effets magnétiques peuvent les saisir dans des conditions inopportunes ou critiques et devenir intempestifs ou dangereux.

7° Si pour prévenir tout accident, vous préposez quelqu'un à la garde du sujet pendant que vous agirez de loin, vous avez lieu de craindre que ce témoin, qu'il n'est pas toujours facile de choisir doué de toutes les qualités désirables, n'excite les soupçons du sujet par quelque parole ou allure indiscrète, et ne compromette ainsi la sincérité de l'épreuve.

8° Enfin, une foule de contre-temps, d'obstacles imprévus peuvent venir jeter le trouble et la confusion, soit en contrariant l'influence, soit en dénaturant les résultats.

Plus on a l'esprit sévère, moins on trouve l'occasion de faire des expériences de ce genre, avec toutes les garanties et conditions requises.

Du reste, un magnétiseur livré à lui-même pourra plus facilement que s'il était livré aux ordres d'une commission officielle, saisir les circonstances favorables et garder le secret nécessaire pour le succès et la portée de telles épreuves.

XI. — DE LA FORCE MAGNÉTIQUE.

De toutes les expériences ci-dessus rapportées, il faut induire que : L'homme est doué d'une force spéciale qui le met en état d'agir sur ses semblables, même sans les prévenir et sans l'emploi d'aucun moyen visible.

Cette force étant inconnue dans sa nature, bornons-nous à l'étudier dans ses manifestations.

C'est ainsi qu'on procède en physique ; pourquoi ne pas faire de même en physiologie?

Connaît-on la nature de la lumière, du calorique, de l'électricité? Et cette ignorance a-t-elle empêché d'inventer la photographie, de diriger l'emploi de la chaleur, de faire voyager la pensée sur les fils du télégraphe?

Mais, diront les physiciens, l'électricité, la lumière, etc., agissent d'après des lois constantes et d'une manière toujours appréciable par les sens ou à l'aide d'instruments convenables.

Les médecins répondront que toute force physiologique est nécessairement variable, contingente, sans être pour cela moins réelle, moins démontrée par ses effets.

D'autre part, pour ressentir l'influence magnétique, comme pour subir une contagion, une épidémie, il faut chez le sujet une sorte d'aptitude particulière, une *prédisposition* innée ou acquise, permanente ou passagère.

L'acte magnétique est complexe : *actiones humanæ compositæ;* la *volonté* de l'opérateur met en mouvement son organisme, mouvement qui se communique à l'organisme du sujet.

Il faut que l'homme tout entier, corps et âme, se mette à l'œuvre.

C'est ainsi qu'il ne suffit pas, pour remuer nos membres, d'un simple désir renfermé pour ainsi dire au fond de l'âme; il faut une volonté impulsive, accompagnée d'un effort matériel plus ou moins intense.

Quand on veut soulever un objet, un vase, par exemple, on ne se borne pas à une opération mentale; on effectue instinctivement un travail organique. La preuve c'est que si le vase est plein lorsqu'on le croit vide, on ne peut pas le soulever du premier coup, parce qu'on n'a pas fait un effort musculaire proportionné au poids véritable; si, au contraire, le vase est vide lorsqu'on le croit plein, on l'enlève brusquement, parce que faute de la résistance à laquelle on s'attend, l'effort musculaire s'opère avec trop de violence.

L'exécution d'un acte n'est pas toujours en rapport avec le degré d'énergie de la volonté qui le commande. Est-on harassé, malade? Malgré le plus vif désir d'aller à la promenade, on a toutes les peines du monde à se tenir debout, à marcher. Est-on paralysé? On a beau vouloir, le mouvement est impossible.

Il en est de même pour le magnétisme. Est-on infirme, valétudinaire ou accablé par l'âge? La volonté la mieux trempée parvient difficilement à produire le moindre effet.

Ainsi, lorsqu'on se sert de cette expression : *magnétiser par la pensée*, cela signifie seulement : sans l'emploi d'aucun signe extérieur, quoiqu'il y ait toujours coopération de l'organisme.

Des deux facteurs qui concourent à l'acte magnétique, savoir : l'impulsion mentale et le travail organique, on a nié tantôt l'un, tantôt l'autre. Le docteur Bertrand dit avoir réussi sans volonté ou même avec une volonté contraire. Ce fait peut s'expliquer ainsi :

Lorsqu'on marche pour aller quelque part, on s'achemine souvent vers son but en pensant à toute autre chose. Les jambes nous conduisent machinalement, comme on dit, sans que la volonté paraisse intervenir. Illusion! quoique distraite et partagée, elle continue secrètement à diriger le système locomoteur.

De même, sans que le magnétiseur en ait conscience, son organisme peut obéir à l'impulsion secrète de la volonté.

Et quant à la volonté contraire dont parle aussi Bertrand, c'est ainsi qu'on arrive là où on ne voulait pas aller, en se dirigeant, comme malgré soi, vers un but qu'on a pris l'habitude de poursuivre.

Bien entendu que lorsque Bertrand a magnétisé sans le vouloir, l'imagination du sujet a pu quelquefois, à elle seule, produire tous les effets.

XII. — DU FLUIDE MAGNÉTIQUE.

La plupart des magnétiseurs admettent l'existence d'un fluide émané de l'organisme.

On aurait tort d'adopter cette idée d'après la seule déclaration d'un grand nombre de somnambules qui aperçoivent sortant des yeux et des mains des opérateurs, comme des vapeurs plus ou moins lumineuses, attendu qu'on peut voir là une hallucination provoquée par une idée préconçue ou par une suggestion docilement admise. En effet, les sujets des magnétiseurs purement spiritualistes ne dénoncent pas le fluide.

Cette hypothèse repose sur d'autres fondements.

Tout en disant que « les fluides sont à l'index de la science moderne, » M. Figuier ne laisse pas d'ajouter :

« Cette expression est éminemment commode pour « la démonstration, pour le langage écrit ou parlé. »

N'avons-nous pas le même motif pour appliquer le mot *fluide* à l'agent du magnétisme?

Mais si dans l'ordre purement physique, les fluides tendent à n'avoir plus cours, ils conservent ou plutôt reprennent leur crédit dans l'ordre vital.

« La physiologie contemporaine, dit M. Lélut, recom-
« mence, sur la foi du microscope, à parler des esprits
« animaux ou de quelque chose d'équivalent. »

Arago lui-même n'a-t-il pas écrit en toutes lettres :

« Des effets pourraient évidemment être occasionnés
« par un *fluide* subtil, invisible, impondérable, par une
« sorte de fluide nerveux ou de fluide magnétique, si on
« préfère, qui circulerait dans nos organes. »

Les langues portent le cachet des idées. Le mot influence (*in fluere*, couler dans) indique un fluide qui se répand dans le sujet sur lequel on agit.

Ici ce serait une sorte de miasme hygide opérant la contagion de la santé comme une effluve pathogénique opère la contagion de la maladie.

De même que dans les sécrétions organiques servant d'enveloppe au virus, il y a l'agent imperceptible qui ne se manifeste que par ses effets sur les personnes livrées à la contagion,

De même, dans l'atmosphère de vapeurs animales répandues autour de nous, il y aurait un fluide insaisissable qui ne se montrerait que par ses effets sur les sujets soumis au magnétisme.

La plus forte présomption en faveur d'un fluide (d'un fluide nerveux) peut se tirer de la sensation d'épuisement éprouvée par les personnes d'un tempérament délicat qui se livrent avec trop d'ardeur à la pratique du magnétisme.

Est-ce une fatigue produite par le mouvement des passes ? Non, certes, car cet épuisement est ressenti dans tout le corps et n'est nullement en rapport avec quelques mouvements modérés et lents des bras et des mains. Et d'ailleurs, remarque décisive, la même sensation a lieu lorsqu'on opère sans faire aucun geste.

Est-ce une fatigue amenée par la concentration de la pensée, par l'effort de la volonté ? Cela peut y être pour une part ; mais il y a autre chose, car le travail de cabinet le plus actif et le plus soutenu ne produit pas ce genre d'épuisement. Après une forte contention d'esprit, on est porté à marcher, à faire des mouvements; après avoir longtemps magnétisé, on est plutôt disposé à garder le repos. Dans le premier cas, on se *distrait* par une conversation légère; dans le second cas, on se *reconforte* au moyen de quelque consommé. Dans le premier, c'est un *exercice* dont il faut se délasser; dans le second, c'est comme une *perte* qu'on a besoin de réparer.

Aussi, dans ce dernier cas, le meilleur moyen de vous rétablir, c'est d'avoir recours à l'action d'un autre magnétiseur dont le fluide peut vous rendre ce que vous avez dépensé.

C'est ce que j'ai reconnu moi-même. Magnétisé dans mon état habituel, je n'éprouvais rien, si ce n'est une légère chaleur. Magnétisé après m'être épuisé en magnétisant au delà de mes forces, je ressentais une impression tonique, comme si un fluide vivifiant venait me restaurer.

En conséquence, tout milite en faveur de l'hypothèse du fluide nerveux. Mais si l'on préfère adopter celle des vibrations éthérées, qu'on dise *vibrations* partout où je dis *émission*, peu importe; pourvu qu'on admette une force propre au magnétiseur et indépendante de l'imagination du sujet.

Les procédés extérieurs sont purement accessoires dans l'application de l'agent nerveux ou éthéré.

On dit : magnétiser *par le regard*, lorsque, sans faire aucun geste, on s'efforce de lancer le fluide par les yeux fixés sur le sujet ou dans sa direction. Ce n'est pas qu'on cherche à lui frapper l'esprit, à le *fasciner*, puisqu'on peut agir ainsi, à plusieurs pas de distance, sur un individu myope qui ne distingue pas le regard de l'opérateur; sur un sujet qui a les paupières baissées ou fermées, ou même au travers d'un mur.

Selon la disposition mentale, le regard varie. Il est

attentif chez l'observateur; *méditatif* chez le penseur; *expressif* chez l'orateur; *émissif* chez le magnétiseur.

Sans aucune manœuvre extérieure, le premier venu, sous la vive impulsion d'un sentiment quelconque, pouvant, à son insu, exhaler du fluide magnétique, on conçoit que les personnes placées autour d'un sujet secondent ou contrarient les efforts du magnétiseur visible qui n'a d'autre avantage sur elles qu'un rapport plus intime, plus habituel avec ce sujet et une volonté ferme et confiante.

La confiance, disons-le en passant, favorise singulièrement l'action de la volonté. Voici une expérience dont les résultats sont frappants :

Afin de réparer les fâcheux effets produits sur ma santé par un exercice trop soutenu du magnétisme, m'étant soumis à l'action d'un magnétiseur novice qui doutait un peu de sa puissance, je n'éprouvais qu'une très-faible chaleur, lorsque, pour encourager mon débutant dont toute l'ambition était de m'endormir, la pensée me vient de simuler une tendance au sommeil. Je ferme doucement les paupières, j'incline légèrement la tête, et, alors, sans qu'il y ait accélération ou changement dans le rhythme de ses passes, je sens ruisseler de ses mains dans tout mon corps une chaleur plus intense qui me tonifie et me restaure.

Un moment après, j'ouvre à demi les yeux, je redresse la tête, et mon homme, un peu désappointé, tout en continuant courageusement ses passes, ne détermine plus que des sensations bien affaiblies.

Je poursuis l'épreuve en paraissant enfin céder complétement à son influence : je ferme entièrement les yeux, je laisse tomber tout à fait la tête, et, lancés par ses mains triomphantes, des flots de vivifiante chaleur viennent m'inonder.

Puis, comme si le sommeil avortait, j'ouvre largement les yeux, en quittant mon attitude penchée, et quoique l'opiniâtre débutant redouble ses passes désespérées, il a perdu confiance ; ses mouvements mécaniques n'ont plus de vertu et ne produisent aucun effet.

L'état mental du magnétiseur agit non-seulement sur la quantité, mais encore sur la qualité du fluide. On sait que les émotions influent sur les sécrétions. La frayeur altère le lait d'une nourrice ; la colère rend plus actif le venin d'un animal.

Le fluide magnétique traversant les divers milieux comme la lumière traverse les corps diaphanes, comme l'électricité les corps conducteurs, comme le calorique tous les corps, peut parvenir à des distances plus ou moins considérables dont l'expérience n'a pas encore fixé les limites.

Mais son action s'affaiblissant en raison de l'éloignement et peut-être aussi en raison des obstacles interposés, ne peut s'exercer à distance, que sur des sujets très-sensibles, déjà mis en rapport avec le magnétiseur à l'aide des procédés ordinaires.

— Comment se fait-il, dira-t-on, que le fluide aille se porter à de grandes distances sur le sujet, sans affecter les personnes placées sur la ligne qu'il parcourt ?

Je demanderai à mon tour : — Comment se fait-il que la moindre note douteuse qui s'échappe d'un ensemble d'instrumentistes aille frapper l'oreille du chef d'orchestre, en passant inaperçue pour des auditeurs quelquefois plus rapprochés ?

Comment se fait-il que les émanations du gibier aillent impressionner le chien de chasse, sans être saisies par des individus plus voisins de cette proie ?

C'est qu'il y a dans le sujet magnétique, comme dans le chef d'orchestre, comme dans le chien de chasse, une sensibilité particulière, exceptionnelle, don de la nature ou fruit de l'éducation.

L'impulsion de la volonté au moyen du contact, du souffle ou des passes, peut imprégner de fluide le premier objet venu, qui le transmet ensuite aux personnes dont la sensibilité magnétique a été déjà reconnue.

C'est ainsi qu'un objet échauffé communique la chaleur; c'est ainsi qu'un objet contaminé transmet la contagion.

Ici, je me borne à nommer l'auto-magnétisation, méthode imparfaite par laquelle on se fait cadeau de son propre fluide, et à mentionner l'hypnotisme, où elle joue un si grand rôle.

Voulant rester dans *la voie scientifique*, je ne vais pas me lancer dans les sentiers ténébreux du spiritisme.

XIII. — VÉRIFICATION DES PHÉNOMÈNES DU SOMNAMBULISME.

J'insisterai peu sur le somnambulisme, qui n'est qu'un des effets du magnétisme et un point accessoire de la question que j'avais à traiter.

On peut certifier que la fraude n'est pas possible lorsqu'il y a transmission des pensées du magnétiseur, ou des assistants, au sujet.

Quant aux autres facultés des somnambules, quelques-unes, très-rares d'ailleurs, peuvent être soumises à une vérification exacte, tandis qu'il en est dont la démonstration offre plus ou moins de difficultés.

Parmi les premières, il faut ranger l'appréciation de la durée, ou mesure du temps, la vue à travers les corps opaques, certaines transpositions des sens, etc.

L'appréciation de la durée peut être reconnue, montre en main.

La vue à travers les corps opaques peut se constater rigoureusement en interposant un carton, une planche, une cloison épaisse entre les yeux du somnambule et l'objet présenté. Les bandeaux, les masques peuvent laisser quelques doutes.

La transposition du sens de la vue à l'occiput, à l'épigastre, au bout des doigts ou des orteils, peut subir un pareil examen, en présentant à ces parties, sans l'y faire toucher, tout objet qui ne soit pas de nature à prévenir l'ouïe ou l'odorat, avec la précaution de le dérober complétement aux yeux, même fermés, du somnambule.

Parmi les facultés plus communes, mais difficiles à contrôler, se trouvent l'intuition des maladies, la prévision organique, l'instinct des remèdes, etc.

Mais qu'il s'agisse de ces facultés ou des autres, pour éviter de leur attribuer ce qui ne serait que le résultat de la transmission des pensées, une précaution est nécessaire : il faut que le magnétiseur, et même les assistants, s'abstiennent de prendre connaissance de l'objet sur lequel on interroge le somnambule.

Par exemple, s'il est question, — phénomène rare! — de la lecture d'un mot enfermé dans une boîte, il faut que la personne qui l'a écrit, et seule le connaît, ne soit pas présente; ou mieux encore : après avoir placé divers mots chacun dans une boîte, on doit prendre au hasard, parmi toutes ces boîtes semblables, celle qu'on va soumettre à l'expérience.

Il importe de noter que les facultés les plus utiles, telles que l'intuition des maladies, la prévision des crises, l'instinct des remèdes, étant sujettes non-seulement à des défaillances, mais encore à des illusions, les somnambules peuvent, de la meilleure foi du monde, transmettre à des auditeurs trop confiants, des erreurs pleines de dangers.

Il faut ici de la prudence, et tout en cherchant à mettre à profit les éclairs propices de la lucidité, on doit se défier des hallucinations du *sens intérieur* qui s'éveille pendant le sommeil des sens ordinaires.

En prenant l'avis des somnambules, un médecin doit garder la liberté de son jugement.

« Possédez Laïs, disait un ancien, pourvu que Laïs ne « vous possède pas! »

Servez-vous des somnambules, dirai-je à mon tour, pourvu que les somnambules ne vous asservissent pas!

XIV. — ACTION THÉRAPEUTIQUE DU MAGNÉTISME.

Il ne s'agit pas ici des remèdes indiqués par les somnambules, ni des opérations chirurgicales qu'ils peuvent quelquefois supporter sans douleur; j'ai en vue l'application directe de la force magnétique au traitement des maladies.

« Ils étaient bien peu médecins, s'écrie le professeur « Rostan, peu physiologistes et peu philosophes, ceux « qui ont nié ces effets thérapeutiques! Ne suffit-il pas « que le magnétisme détermine des changements dans « l'organisation pour conclure rigoureusement qu'il doit « jouir de quelque puissance dans la cure des maladies? »

Afin de procéder rigoureusement à l'examen de ces effets curatifs, il faut, au moyen de toutes les notions médicales, établir avec précision le diagnostic du cas dont on s'occupe.

Lorsqu'on magnétise un sujet sans connaître le siége et la nature du mal, on peut quelquefois produire du soulagement, ou même la guérison, comme par un effet contagieux de la santé; mais ce succès ne profite qu'à un malade et reste infécond pour la science, c'est-à-dire pour l'ensemble de faits, d'inductions et de préceptes qui sert à diriger les traitements et à multiplier les cures.

Le diagnostic étant posé, il faut noter exactement tout ce qui se passe dans les séances et dans les intervalles qui les séparent.

En général les procédés (passes, frictions, etc.), doivent être basés sur les règles médicales de la révulsion et de la dérivation.

Les effets de l'eau magnétisée et autres auxiliaires, méritent attention.

Il faut tenir compte des antécédents, du régime actuel, et surtout des médicaments administrés, si on est obligé d'y avoir recours.

En un mot, il faut se conformer exactement aux règles adoptées pour la rédaction méthodique des observations médicales.

A la barre de la science, il ne suffit pas de dire : J'ai traité telle maladie ; il faut la décrire dans toutes ses phases, avec tous ses symptômes.

Il ne suffit pas de dire : Je l'ai guérie; il est indispensable de relater toutes les modifications survenues afin d'établir un rapport entre les moyens employés et les effets obtenus.

Au lieu de s'en tenir au résultat sommaire, on doit enregistrer, dans le plus grand détail, l'histoire de la maladie et de la cure.

CONCLUSION.

En résumé :

Les meilleurs moyens d'affermir le magnétisme dans la voie scientifique sont fournis par la méthode expérimentale que j'ai formulée au début de ce Mémoire et dont j'ai tenté l'application dans tout le courant de ce travail.

Dr Roux (de Cette).

Paris — Imp. Emile Voitelain et Ce, rue J.-J.-Rousseau, 15.

BIBLIOTHEQUE NATIONALE DE FRANCE
3 7531 03086963 1